2

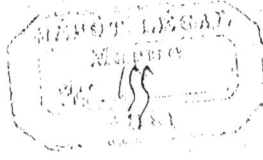

RAPPORTS

MÉDECINS AVEC LES SOCIÉTÉS DE SECOURS MUTUELS

SUIVI D'UN

APPENDICE

À LA

Lecture faite à l'Assemblée Générale de l'Association Médicale
de Saint-Quentin, le 27 Septembre 1880

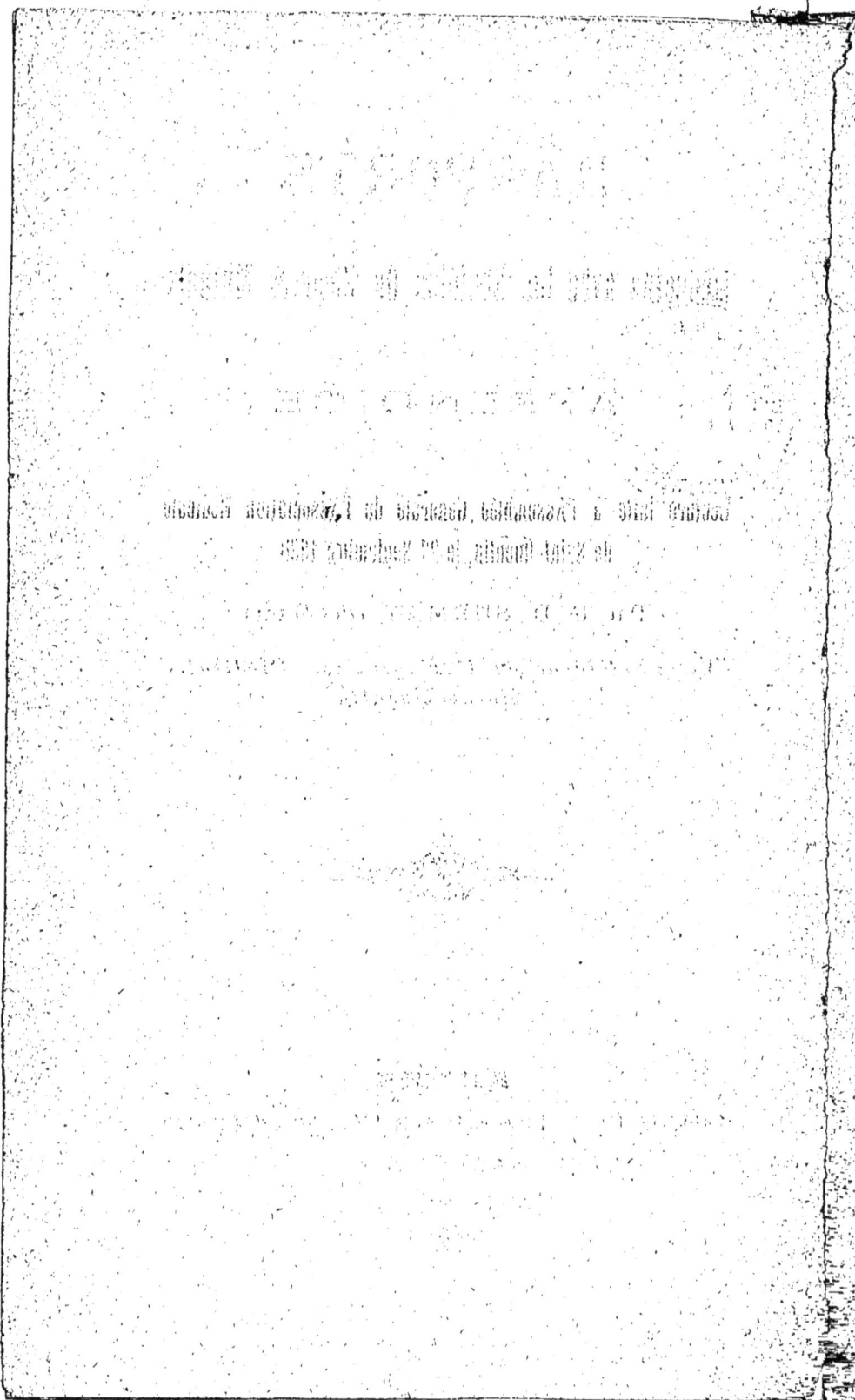

RAPPORTS

DES

Médecins avec les Sociétés de Secours Mutuels

SUIVI D'UN

APPENDICE

A LA

Lecture faite à l'Assemblée Générale de l'Association Médicale
de Saint-Quentin, le 27 Septembre 1880

Par le Dr SURMAY (de Ham)

*Vice-Président de l'Association Médicale
de Saint-Quentin*

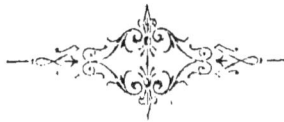

❖

REIMS

IMPRIMERIE & LITHOGRAPHIE MASSON-GÉRARD

6, RUE DE LA GRUE, 6

1881

MÉDECINS & SOCIÉTÉS DE SECOURS MUTUELS

Par le Dr Surmay (de Ham).

Vice-Président de l'Association de Saint-Quentin.

Messieurs,

L'histoire des rapports des médecins avec les Sociétés de Secours mutuels, rappelle ce qu'on dit des mariages d'inclination. Aux ravissements de la lune de miel succèdent bientôt les désenchantements et les pitoyables querelles d'un ménage besoigneux, et tout finit par la séparation qui est une délivrance. Nous en sommes à la deuxième phase, la troisième est inévitable, et le présent travail n'a d'autre but que de préparer, et, s'il est possible, de hâter cette crise salutaire.

I

Peu d'institutions ont été accueillies à leur début avec autant de sympathie que les Sociétés de Secours mutuels. C'était à qui ferait quelque chose pour elles. Membres honoraires, Médecins, Membres participants même, se piquaient à l'envi de générosité, de complaisance et de délicatesse. Ces beaux jours sont passés et cette chevaleresque Association où le médecin ne s'était réservé que la part de la peine, est devenue une ligue contre lui. C'était fatal ; il est fatal aussi que la réaction se fasse. Les rangs ont été mêlés, il faut que chacun reprenne sa place.

Qu'est-ce qu'une Société de Secours mutuels ? C'est une Association dont chaque Membre au moyen d'un versement mensuel modique, s'assure l'assistance médicale et des secours en argent en cas de maladie. Ce n'est donc pas une institution de charité, mais une combinaison économique. On pourrait dire que c'est une compagnie d'assurance contre les risques qui résultent de la maladie. C'est donc un établissement dont les opérations ont l'intérêt pour mobile et pour but, et sont simplement soumises aux lois de l'intérêt. Le problème est pour les Sociétés de Secours mutuels, d'obtenir pour chaque Sociétaire l'assistance médicale aux conditions les plus avantageuses et les plus économiques. Il s'agit pour les médecins de donner leurs services aux conditions les plus avantageuses et les plus honorables. Voilà la vraie situation. Le sentiment n'a rien à faire ici. Si, d'un côté, on a fait appel au désintéressement et si, de l'autre, on y a généreusement répondu, ç'a été par une fausse appréciation des choses. Il n'y a, au vrai, de part et d'autre, qu'une question d'intérêt, et, comme l'honorabilité non moins que la prospérité de la profession médicale y sont engagées, il faut l'envisager avec toute la sollicitude et la circonspection qu'elle mérite.

Et d'abord, il est évident qu'il n'y a pas ici une question de droit et qu'il n'y a lieu de réclamer l'intervention d'aucune autorité dans le débat entre le Corps médical et les Sociétés de Secours mutuels. Ces Sociétés ont le droit de se recruter comme elles l'entendent et de poursuivre selon leurs convenances, et en toutes circonstances, la satisfaction de leurs intérêts. Si elles le font à notre détriment, c'est à nous de résister, et, s'il y a lieu, de nous défendre. Sociétés et médecins ont pour cela le droit commun appuyé sur l'Association. Les armes sont égales et les causes à défendre sont également respectables. Aussi, là où la lutte existe et deviendra peut-être ardente, on ne devrait voir que le développement paisible de deux intérêts dont l'un, celui des Sociétés, ne peut bien aller sans l'autre, qui doivent marcher parallèlement sans se heurter et que, pour cela, j'appellerais volontiers intérêts conjugués.

Je dirai tout de suite que, selon moi, pour réaliser cette situation désirable, la meilleure attitude que puisse prendre le Corps médical est celle d'ignorer l'existence des Sociétés de Secours mutuels. Le médecin donne ses soins selon les convenances et les habitudes de sa position, et reçoit ses honoraires de ceux qu'il a soignés, sans rechercher s'ils appartiennent ou non à une Société de Secours mutuels. — Il est certain que cette manière de faire sauvegarde entièrement l'honorabilité des médecins ; en est-il de même de ses intérêts ?

En l'état ordinaire, les rapports entre médecins et clients sont affaire de confiance ; pourquoi en serait-il autrement, si le client devenait Membre d'une Société de Secours mutuels ? L'abus et la mauvaise foi pourront se montrer d'un côté comme de l'autre ; mais il n'y a là rien de nouveau et c'est un mal que médecins et clients connaissent et combattent comme ils peuvent depuis longtemps. L'administration d'une Société se montrera-t-elle plus exigente, et aura-t-elle plus de puissance qu'un particulier ? Mais dans le cas de conflit ce ne sera pas un médecin que la Société rencontrera devant elle, ce sera une Association de médecins, ce sera peut-être le Corps médical tout entier. Dira-t-on que la Société mutuelle exigera tout au moins du médecin un mémoire détaillé de ses honoraires pour chaque malade ? Elle en a le droit incontestable et chacun de nos clients a ce droit. Mais il arrivera nécessairement pour les Sociétés ce qui arrive pour les particuliers, c'est que la confiance s'établira et qu'il y aura assez de respect réciproque pour rendre très-rares les contestations. Les débuts seuls pourront être un peu difficiles, mais on apprendra à se connaître et à s'estimer.

J'entends dire que, dans ces conditions, les Sociétés de Secours mutuels ne pourront pas vivre ou que, tout au moins, leur existence sera difficile. Je réponds que ce ne sont pas nos affaires et qu'il est de toute évidence que les Sociétés de Secours mutuels n'ont pas été faites pour nous.

Mais, reprendra-t-on, l'existence de ces Sociétés importe beaucoup au médecin à qui elles assurent une rémunération modeste, mais certaine, pour des services qui, sans elles, seraient au risque de rester tout à fait improductifs. A cet argument auquel je pense qu'on a donné une importance déplorable et qui me semble être la cause des maux présents, je répondrai que le médecin est parfaitement libre de donner ou de refuser ses services, qu'il peut faire la charité si cela lui plaît, qu'il a des moyens de se défendre contre l'ingratitude et la mauvaise foi, que, s'il faut qu'il consente à des sacrifices, il doit en rester le juge et le maître en toutes circonstances, et qu'au total puisqu'il ne s'offre pas, mais qu'il est demandé, ce n'est pas à lui de subir les conditions de la demande. Enfin, j'ajoute qu'au cas où le Sociétaire devrait payer une cotisation un peu plus élevée, il n'en jouirait pas moins des bénéfices considérables de la mutualité, et qu'il lui serait toujours moins onéreux d'être soigné aux frais de tous qu'à ses propres et uniques frais.

Est-il pourtant bien vrai que cette rémunération modeste mais assurée, dont on fait si grand état, constitue un avantage pour le médecin ?

Prenons notre exemple à Saint-Quentin. Par suite d'une convention passée entre notre Association et les deux principales Sociétés mutuelles, tous les médecins de la Ville sont admis à faire le service de ces Sociétés au prix de 1 fr. par visite, tout compris, les consultations, opérations, pansements, etc., etc., ne donnant lieu à aucune rétribution supplémentaire. S'il n'y avait pas de Sociétés mutuelles le prix de vos visites ne serait pas inférieur à 2 fr. et vous réclameriez des honoraires pour tout ce qui est en plus de la simple visite. Or, ce ne serait peut-être pas s'éloigner beaucoup de la vérité que d'estimer le produit de cette dernière catégorie de services aux quatre-vingts centièmes de celui des simples visites. Mais, admettons seulement qu'il est égal aux soixante centièmes, c'est-à-dire, aux trois cinquièmes de ce dernier produit. En répartissant le produit total d'une année moyenne sur le nombre des visites seulement, cela mettrait la visite à 2 fr. plus les trois cinquièmes de 2 fr. qui sont 1 fr. 20, c'est-à-dire à 3 fr. 20. Supposez que la moitié seulement de ces clients ouvriers — je ne parle, bien entendu, que de ceux qui composent les Sociétés mutuelles, les autres appartenant aux bureaux de bienfaisance ou formant cette classe équivoque qu'on ne peut pas compter dans une clientèle, — supposez, dis-je, que la moitié seulement de ces clients vous paie vos honoraires, la visite vous reviendrait à la moitié de 3 fr. 20, qui est 1 fr. 60. Vous vous trouverez donc dans une situation sensiblement meilleure que celle qui vous est faite par la convention. Par votre convention, vous n'avez donc certainement rien gagné ; mais vous avez perdu votre indépendance, vous avez exposé votre dignité et vous avez compromis les intérêts généraux de la profession.

Si, au lieu de prendre mon exemple à Saint-Quentin, je le prends à Paris dans la Société mutuelle du faubourg Saint-Denis qui, relativement au service médical, est proposée pour modèle, voici ce que je vois. Le service médical se fait par abonnement à raison de 3 fr. par tête de Sociétaire, et, par cette combinaison, le prix de chaque visite revient environ à 2 fr., y compris tout ce qui est en dehors de la simple visite et qui, par ce fait, ne donne lieu à aucune rémunération spéciale. Le Sociétaire est libre d'appeler le médecin de son choix. Appliquant à ce cas le même raisonnement et le même calcul qu'à celui de Saint-Quentin, je trouve que la situation du médecin est bonne, puisqu'au lieu de 1 fr. 60 il reçoit 2 fr. ; mais, d'une part, cela ne peut être qu'à la condition qu'il aura un nombre déterminé d'abonnements au-dessous duquel il est évident que sa situation est absolument mauvaise, et chaque médecin n'est pas sûr d'arriver à ce nombre ; d'autre part, en supposant que la moitié de la clientèle ouvrière des Sociétés mutuelles ne paierait pas son médecin, j'ai certainement dépassé de beaucoup la réalité. Ce sont surtout les

ouvriers honnêtes et rangés qui entrent dans les
Sociétés mutuelles, et la grande majorité de ces ouvriers tient à honneur de payer ce qu'elle doit. Je
crois donc qu'on se rapprocherait beaucoup plus de
la vérité en mettant au huitième la proportion des
non-payants. Retranchant de 3 fr. 20, le huitième
de cette somme, c'est-à-dire, 40 centimes, il restera
2 fr. 80 pour prix moyen de la visite. L'abonnement
constitue donc le médecin en perte de 80 centimes
par visite, ou de 28,57 pour cent. Si l'on élève jusqu'au sixième la proportion des non-payants, le
prix de la visite s'abaisse à 2,67 et la perte de
67 centimes imposée par l'abonnement représente
encore 23,92 pour cent. De ce côté encore, vous
voyez, Messieurs, que la transaction entre la Société
mutuelle et le médecin n'est pas à l'avantage de
celui-ci.

Supposons, si vous le voulez, que le produit de
ce qui est en plus de la simple visite, ne soit égal
qu'à la moitié du produit des visites, c'est-à-dire, au
tiers du produit intégral d'une année, nous aurons
pour prix moyen de la visite 2 fr., plus 1 fr., total
3 fr. Si la moitié des clients ne payait pas, on re-
cevrait 1 fr. 50 par visite. La Société Saint-Quen-
tinoise ne donnant que 1 fr., la perte serait avec elle
de un tiers, tandis qu'à Paris, la Société donnant 2
francs, on serait en bénéfice d'un tiers. Mais si nous
admettons qu'un sixième seulement de la clientèle
ouvrière ne paie pas, le prix de la visite revient à
2 fr. 50, et la perte imposée par les sociétés mutuelles devient de un cinquième à Paris (2 fr. au
lieu de 2 fr. 50), et de soixante pour cent ou des
trois cinquièmes à Saint-Quentin (1 fr. au lieu de
2 fr. 50).

Allons plus loin, et regardons comme non-valeur
un tiers de la clientèle ouvrière des Sociétés, en
maintenant, comme il est expliqué plus haut, le
prix moyen de la visite à 3 fr. Ce prix sera réduit
à 2 fr. A Paris, le médecin n'aura ni gagné ni
perdu par son arrangement avec la Société mutuelle, mais, à Saint-Quentin, il sera en perte de
1 fr. par visite, c'est-à-dire de la moitié de son
revenu.

Mais si j'envisage les Sociétés mutuelles qui ont
abaissé la rétribution médicale à un chiffre qu'on
ne peut avouer sans rougir, et vous n'ignorez pas
que ce sont les plus nombreuses, il sera impossible
de soutenir que les Sociétés mutuelles sont de quelque utilité pour le médecin. On serait plutôt amené
à dire qu'elles ont été établies spécialement pour
sa ruine.

Vous le voyez, Messieurs, les faits comme le raisonnement démontrent que l'attitude que je con-
seille au corps médical de prendre vis-à-vis des
Sociétés mutuelles, est bien réellement la meilleure.

Au reste, Messieurs, l'idée que j'ai l'honneur de
vous soumettre n'est pas si singulière qu'elle peut
vous le paraître au premier abord. Bien qu'elle soit
dans mon esprit depuis longtemps et que déjà, en
1869, j'ai eu l'occasion de l'exprimer devant une
de nos Assemblées générales, dans une lettre qui,
pour des motifs qu'il est inutile de rapporter ici,
n'a pas été insérée dans nos procès-verbaux, elle
ne m'appartient pas exclusivement et il est probable même qu'elle est aussi ancienne que les Sociétés de Secours mutuels. Ouvrez l'*Annuaire de l'Association générale des Médecins de France* pour
1862, lisez le rapport de Davenne sur la question

du service médical des Sociétés de Secours mutuels,
et vous y remarquerez les passages suivants que je
transcris textuellement :

« Suivant l'Association de la Loire, les Membres
» des Sociétés ouvrières devraient rester dans le
» droit commun vis-à-vis des médecins, et ceux-ci
» s'engager d'honneur à s'abstenir de traiter à
» forfait avec les Sociétés, et à n'accepter aucun
» arrangement que conformément à l'avis de la
» majorité. (M. Garapon, rapporteur), page 106. »

« Dans un rapport qui annonce une étude ap-
» profondie du sujet, M. Armand Rey, au nom de
» l'Association de l'Isère qui y a donné son plein
» assentiment, émet le vœu qu'il n'y ait plus à
» l'avenir de médecins attachés aux Sociétés mu-
» tuelles. — En présence, dit-il, de l'espèce de
» force d'inertie que ces Sociétés nous opposent,
» que doit faire le corps médical ? Demander pure-
» ment et simplement que l'exercice de la méde-
» cine soit amené à ce qu'il était avant l'institu-
» tion des Sociétés de bienfaisance ; s'unir au besoin
» pour obtenir ce résultat et entraîner dans cette
» voie, par la persuasion, l'État et les Sociétés, en
» leur démontrant qu'ils n'ont aucun intérêt à
» persévérer dans les mesures qui atteignent les
» médecins. » (page 109.)

Dans la discussion qui suit la lecture du rapport
de M. Davenne, M. Crozat, de Tours, s'exprime en
ces termes : « J'ai appris que dans mon départe-
» ment, sur vingt-deux Sociétés, six au moins ont
» tout à fait renoncé au système de rémunération du
» médecin par la Société : elles laissent à chacun
» de leurs Membres la liberté la plus entière et la
» plus absolue de se faire soigner à leur guise et

» par qui ils le désirent. — Chaque malade reçoit
» une somme quotidienne avec laquelle il doit
» pourvoir lui-même à tous ses frais de maladie,
» soins du médecin compris. Je signale à l'Assem-
» blée cette façon d'agir qui est la plus libérale
» que je connaisse. »

Enfin, en 1875, M. le Dr Notta, de Lizieux, a
exposé dans l'*Union médicale* des idées tout à
fait pareilles aux miennes.

Ainsi, il y a longtemps qu'on a senti les dan-
gers qu'avaient ou qu'auraient, un jour, les Sociétés
mutuelles pour la profession médicale et qu'on a
vu, comme je le vois, le moyen d'y parer.

Il y a plus, ainsi que vous venez de l'entendre,
quelques Sociétés mutuelles ont même senti toute
la convenance qu'il y aurait pour elles à adopter
ce moyen et que leurs intérêts aussi bien que les
nôtres y étaient attachés. Outre les Sociétés dont
parlait M. Crozat, je pourrais vous citer plusieurs
Sociétés de Secours mutuels entre instituteurs, qui
sont entrées dans cette voie ; peut-être même y
sont-elles toutes. Le malade se fait soigner par le
médecin de son choix. Le médecin n'a affaire qu'à
son client et ne connaît pas la Société. Celle-ci
verse au Sociétaire malade une indemnité au moyen
de laquelle il paie ses frais de maladie. J'en con-
nais une dans le département de la Somme, qui
alloue au Sociétaire malade 2 fr. par visite de médecin, 2 fr. par jour pour se faire suppléer s'il en
a besoin et qui paie les médicaments ; si cela n'est
pas suffisant le Sociétaire fait le reste. La cotisation
payée est de 10 fr. par an. La Société est prospère
et elle peut donner quelque chose à ses retraités.

Mon ami, le Dr Toubin, secrétaire de l'Association

du Jura, à qui j'avais demandé des renseignements
relatifs à la question qui m'occupe ici, me répon-
dait dernièrement en ces termes : « Nous refusons
» le monopole et les appointements fixes. Quant
» aux tarifs réduits que les Sociétés demandent,
» nous faisons un très-léger sacrifice qui ne nous
» coûte rien. Voici comment : Supposons une Société
» de cent ouvriers. Livrés à leur isolement, un
» dixième au moins ne paierait pas le médecin ;
» réunis, ils paient tous ; il y aurait donc là un
» bénéfice pour le médecin ; celui-ci peut en faire
» le sacrifice en diminuant d'un dixième le prix
» ordinaire des visites. Mais le sacrifice ne doit pas
» aller au-delà. »

Il y a loin, vous le voyez, de ce qu'on fait dans
le Jura à ce que nous faisons ici.

Les malades s'associant pour se procurer les soins
médicaux au meilleur marché possible, n'est-il pas
naturel que, de leur côté, les médecins s'associent
pour délivrer ces soins avec autant d'avantage ou,
tout au moins, avec aussi peu de perte que possible ?
C'est parce que les malades sentent l'importance de
nos services qu'on les voit partout s'associer pour
se les procurer larges et faciles. Ne vous semble-t-il
pas, Messieurs, que ce mouvement si général, loin
de nous rendre plus humbles, doive, au contraire,
nous affermir dans le sentiment de la haute honorabilité de notre profession et nous rallier pour la
défense de ses légitimes intérêts. Il faut donc que
le corps médical ose enfin prendre vis-à-vis des
Sociétés mutuelles, une attitude qui ne laisse aucun
doute sur sa volonté de maintenir entière sa dignité
et d'assurer le libre développement de ses intérêts
professionnels. Je crois que celle que je vous con-

seille donne pleine satisfaction sur ces deux points. De plus, elle est la seule qui n'offense ni l'un ni l'autre, et c'est ce qu'il me sera facile de vous démontrer en passant en revue les diverses combinaisons qui ont été mises en pratique.

II

Parmi les Sociétés de Secours mutuels, les unes ont organisé le service médical de façon qu'un seul médecin est chargé de traiter tous les Sociétaires, soit à forfait, soit par abonnement, à raison de tant par tête de Sociétaire, soit à raison de tant par visite ; les autres admettent plusieurs médecins entre lesquels le Sociétaire malade peut choisir ; et d'autres, enfin, comme celle du faubourg Saint-Denis à Paris, qu'on a proposée pour modèle, et dont deux Sociétés de Saint-Quentin suivent en partie les usages, en reconnaissant un certain nombre de médecins attitrés, laissent pourtant les Sociétaires libres de se faire soigner par d'autres, à la condition que ceux-ci soient agréés par le Conseil d'administration et qu'ils se soumettent au tarif et au règlement de la Société.

Une minute de réflexion fait voir qu'aucune de ces combinaisons ne laisse entière la dignité du médecin, parce qu'aucune ne lui laisse l'indépendance. Bien plus, dans la combinaison qui consiste à donner au malade le libre choix de son médecin, la liberté n'est que du côté du Sociétaire. Celui-ci appelle qui il lui plaît, et le médecin n'est plus qu'un agent subalterne qui, pour un salaire presque toujours insuffisant, souvent humiliant, qu'il s'est engagé à accepter, est tenu de se rendre où on

l'appelle. Heureux encore s'il n'avait qu'un maître !
mais il en a deux dont les inclinations sont oppo-
sées : le Sociétaire qui prétend à une libre et large
consommation de ce qu'il paie, dit-il, et la Société
naturellement portée à ménager ce qu'elle est
chargée de distribuer. Au-dessus de ces deux maîtres
il y en a bien un autre, la conscience, et c'est le
seul que le médecin reconnaisse et à qui il obéisse.
Mais la satisfaction toute platonique qu'il en éprouve,
ne saurait être une compensation aux ennuis qu'il
endure et à l'amoindrissement de sa personne.

Dans tout arrangement entre médecin et Société
de Secours mutuels, c'est la Société qui exige et
le médecin qui se soumet. Aux yeux de la Société
comme aux yeux du Sociétaire, le médecin devient
un humble à qui l'on veut du bien, et l'attitude qui
lui convient doit être celle de la subalternité et de
la reconnaissance. Pas n'est besoin, hélas ! d'aller
bien loin pour vous en donner un exemple ; je le
trouve dans notre propre maison. Voici la triste
affaire dont la Commission administrative de notre
Association a eu à s'occuper tout récemment :

A l'imitation de la Société mutuelle du faubourg
Saint-Denis à Paris, les deux principales Sociétés
mutuelles de Saint-Quentin laissent chaque Membre libre de se faire soigner par le médecin de son
choix, à la condition que celui-ci accepte le tarif
fixé par la Société et se conforme à son règlement.
Par suite d'une convention entre ces deux Sociétés
et l'Association médicale, s'il survient un conflit
entre un médecin et la Société, il doit en être ré-
féré à l'Association.

Un de nos confrères, Membre de notre Association, ayant accepté de soigner les malades de l'une

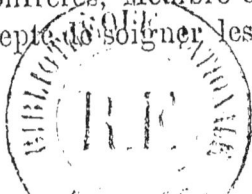

de ces Sociétés, a le malheur de faire quelques prescriptions pharmaceutiques qui sortent de celles re-
commandées par le règlement, et dont le prix paraît
trop élevé au Président de la Société. Il reçoit un
matin de ce Président le petit billet que voici :
« M. X., prie M. le docteur X. de venir le trouver
» chez lui demain mercredi, à 10 heures, pour
» l'entretenir de la Société de Saint-François-
» Xavier de Saint-Quentin. » Grand étonnement
de notre confrère qui ne se croyait pas à ce point
sous la dépendance du Président de Saint-François-
Xavier. Prudent et mesuré plus encore que fier, il
répond en ces termes : « Retenu par le service du
» Bureau de bienfaisance, le docteur X. ne peut
» se rendre à l'appel de M. le Président. Il lui est
» même impossible de lui fixer dès aujourd'hui le
» jour et l'heure où il aura cet honneur. » A quelques jours de là, il lui est notifié qu'il cesse d'être
reconnu comme médecin de la Société de Saint-
François-Xavier. Notre confrère s'adresse alors au
Président de notre Association et l'affaire est dé-
battue dans le sein de la Commission administrative. Il est décidé que M. le Président adressera au
Président de la Société de Saint-François-Xavier
une lettre par laquelle il rappellera à celui-ci la
convention antérieurement arrêtée et en vertu de
laquelle la décision prise à l'égard de notre confrère ne pouvait l'être sans l'intervention de l'Association. Voici la réponse du Président de la Société
de Saint-François-Xavier : « Le Bureau, après dé-
» libération, a pris la décision suivante : Considé-
» rant que le docteur X. ne s'est pas conformé au
» règlement dressé par les soins de la Société mé-
» dicale, qu'il a refusé de se rendre à l'appel de

» M. le Président pour donner les explications qui
» lui étaient demandées, il n'y a pas lieu de revenir
» sur la délibération prise dans la séance du 21
» février dernier. »

» Dans cette même séance du 21 février, le Bu-
» reau a décidé que pour éviter de nouveaux inci-
» dents, les médecins ne seraient admis à faire
» partie de l'œuvre à leur arrivée à Saint-Quentin,
» qu'après avoir été, sur leur demande, agréés par
» le Bureau. »

Je vous le dis, en vérité, Messieurs, devant un
tel fait, la rougeur me monte au front et j'ai peine
à retenir mon indignation. Remarquez que nous
sommes ici en présence de la combinaison recom-
mandée comme la meilleure, et par elle, jugez des
autres.

Qu'on ne dise pas que le mal est venu, non de
l'institution, mais des hommes. Assurément, il n'a
pas été fait une part suffisante aux convenances. Il
est fâcheux que M. le Président de la Société de
Saint-François-Xavier ait cru qu'il lui était permis
de traiter comme un simple employé le médecin qui
consentait à soigner ses Sociétaires. Il est regrettable que notre confrère n'ait pas fait appel en
temps opportun, au Président de notre Association.
Il est plus regrettable encore que M. le Président
de la Société Saint-François-Xavier ait oublié les
obligations imposées par une convention. Mais on
se fera fort de vous démontrer qu'on n'a pas excédé
le droit. Le médecin, en effet, n'est-il pas tenu de
se conformer à un règlement à la confection duquel
il n'a pas coopéré, mais qui lui est imposé ! Ne
faut-il pas qu'il soit agréé par la Société, soit qu'il
suffise pour cela qu'il accepte les conditions fixées

par le règlement, soit que, ainsi que la Société de Saint-François-Xavier vient de le décider, de sa seule autorité, pour l'avenir, il doive en faire personnellement la demande ? La primauté appartient donc à la Société. Eh bien ! A un établissement en possession d'une telle situation vis-à-vis d'un homme, vous persuaderez difficilement qu'il n'a pas sur cet homme les prérogatives de maître à serviteur ou, tout au moins, de supérieur à subordonné. Et voilà pourquoi, dans l'espèce, comme on dit au palais, le médecin devait d'abord obéir à l'invitation qui lui était adressée par le Président de la Société mutuelle qu'il s'était engagé à servir dans des conditions déterminées non par lui, mais par elle, sauf ensuite à porter le conflit, s'il y en avait un, devant le Président de l'Association à laquelle il appartient.

Je n'insiste pas, et vous sentez comme moi, Messieurs, combien est peu supportable une situation qui expose à de pareilles humiliations. Ce n'est pas seulement l'homme qui peut être blessé cruellement, c'est aussi la profession dont la considération et, par suite, les intérêts ne sauraient longtemps résister à de semblables atteintes.

III

A la place de ces arrangements, mettez simplement le droit commun. Les intérêts, se mouvant librement, arrivent naturellement à prendre la situation qui est déterminée par leurs nécessités respectives. Le médecin reste ce qu'il doit être, libre, digne, honoré, comme il convient à la profession qui exige la plus grande somme de connaissances

et la plus grande somme de dévouement, à la
science dont le sujet est le plus noble, puisque c'est
l'homme, et l'objet le plus précieux, puisqu'il est
l'amélioration de la condition humaine. Les libres
convenances prenant la place de la routine règle-
mentaire et de l'obligation qui n'entraînent que
trop souvent d'un côté l'indifférence, et de l'autre,
la défiance et même la sourde hostilité, les malades
sont mieux soignés et, par cela même, peut-être à
meilleur compte. Le médecin n'ayant aucune attache
avec la Société, on ne voit plus un président con-
trôler les prescriptions du médecin. Le Sociétaire,
seul, responsable devant la Société des dépenses
qu'il lui a occasionnées, en devient plus ménager.
Quant aux visites médicales, il semble que, tout
au moins, le système que je préconise ne serait pas
pour les Sociétés plus onéreux que les diverses
combinaisons qu'elles ont adoptées. Voici, en effet,
ce que vous pouvez lire dans le premier rapport
fait par M. Davenne à l'Assemblée générale d'oc-
tobre 1861 :

« Ainsi que nous l'avons fait connaître d'après
« les indications contenues dans la notice de M. Véc
« sur la Société du faubourg Saint-Denis, l'abon-
« nement par an et par tête a été adopté comme
« exempt des inconvénients attribués, à tort ou à
« raison, aux autres modes, et l'on a calculé qu'en
« le fixant à 3 fr. il assure, en moyenne, environ
« 2 fr. par visite, ce qui rentre dans le prix ordi-
« nairement réclamé à Paris et à plus forte raison
« en province, par les médecins des familles ou-
« vrières. »

Ainsi, la Société du faubourg Saint-Denis, ne
dépense donc pas plus avec ses médecins attitrés

ou agréés que si Sociétaires et médecins étaient
absolument libres. Il n'y a pas de raison pour qu'il
n'en soit pas de même dans toutes les Sociétés mutuelles, et il n'y a pas de raison non plus pour que
cette liberté et cette indépendance réciproques ne
soient pas admises comme une règle générale, dans
les rapports entre médecins et Sociétés de Secours
mutuels.

Il est vrai que dans l'organisation de la Société
du faubourg Saint-Denis, l'abonnement de 3 fr.
comprend tout, la visite et tout ce qui est en plus
de la visite, consultations, opérations, etc., etc., et
qu'avec le système de liberté que je propose, les
dépenses se trouveraient augmentées du chef de
cette dernière catégorie de services. Mais ce surcroît
de dépenses serait peut considérable et pourrait,
s'il le fallait, être facilement couvert au moyen
d'une légère augmentation de la cotisation. D'après
le dernier calcul que je vous ai présenté plus haut,
le prix de la visite étant porté de 2 fr. à 3 fr., la
dépense pour les honoraires à payer aux médecins
serait augmentée de moitié. Admettons que cette
dépense représente le tiers des frais qu'une maladie
entraîne, si on l'augmente de moitié, cette moitié
sera le sixième de la dépense totale ; il faudra donc,
pour la couvrir, augmenter d'un sixième la cotisation personnelle. Si la cotisation est de 12 fr. par
an, elle serait donc portée à 14 fr., c'est-à-dire
augmentée seulement de 16 centimes et demi par
mois. Ce ne serait certainement pas la ruine des
Sociétés mutuelles.

Au surplus, je le dis encore une fois, les Sociétés
mutuelles n'ont pas été faites pour nous et nous

n'avons pas charge de leurs intérêts. Nous n'avons qu'à nous défendre contre elles. Si nous leur faisons des concessions, c'est parce que nous les craignons ; mais, il faut avoir le courage de le dire, c'est aussi parce que nous nous craignons nous-mêmes. Au lieu de chercher la force dans l'union et de nous coaliser contre l'ennemi commun, nous obéissons à la méfiance qui nous divise et nous affaiblit, et nous pactisons avec lui. N'est-il pas évident qu'en agissant ainsi, nous ne faisons qu'accroître la puissance des Sociétés mutuelles et rendre de plus en plus difficile notre situation vis-à-vis d'elles. Nous nous enfermons dans un cercle vicieux, et quand nous reconnaîtrons enfin qu'il en faut sortir, il sera trop tard. Ces concessions obtenues de notre faiblesse, de notre générosité ou de notre imprévoyance, notre clientèle particulière elle-même, les tournera contre nous. Nos honoraires à l'avilissement desquels nous aurons consenti, nous seront contestés. Notre amoindrissement sera consommé et notre ruine peut-être irrémédiable.

Je vous le demande, Messieurs, si, aux sacrifices qui sont déjà imposés ou demandés au médecin pour les bureaux de bienfaisance, pour la médecine charitable dans les campagnes, pour la protection des enfants du premier âge, pour les enfants assistés, pour la propagation de la vaccine, pour l'inspection médicale des écoles primaires, et je ne parle pas des services hospitaliers, du service des épidémies, du service de l'hygiène et de la salubrité publiques, du service de la justice, bien qu'ils ne soient guère mieux rémunérés que les autres, si, dis-je, à tout cela il faut encore que le médecin ajoute les sacrifices réclamés par les Sociétés mutuelles, que lui restera-t-il pour vivre? Il n'aura même pas le temps nécessaire pour gagner sa vie.

Et à qui demande-t-on tout cela? A des hommes que la loi a déjà obligés aux études les plus longues, les plus dangereuses et les plus coûteuses et qu'elle livre ensuite, à peu près sans protection, en butte à toutes les concurrences illégales, — à la plus pénible des professions libérales, à celle où la vie est le plus exposée et, toutes les statistiques le démontrent, dans laquelle la vie est la plus courte.

IV

Si vous m'avez suivi jusqu'ici, j'espère, Messieurs, que vous direz avec moi qu'il est de l'intérêt des médecins comme de celui des Sociétés mutuelles, de rentrer dans le droit commun et qu'il n'y a pas d'autre moyen de maintenir intacte la dignité médicale. Je crois fermement que là est le bien des Sociétés mutuelles et le salut de notre profession, et je suis convaincu qu'un jour on y arrivera. Mais le plus tôt sera le meilleur et il appartient aux Associations médicales de hâter ce dénouement. C'est pourquoi, Messieurs, je vous demande non-seulement d'émettre un vœu favorable à ma proposition, mais d'en tenter la mise à exécution.

Je demande donc à l'Association : .

1° D'émettre le vœu qu'à l'avenir les médecins ne consentent à aucun arrangement avec les Sociétés de Secours mutuels, mais qu'ils ne voient dans les malades, quels qu'ils soient, qui s'adresseront à eux, que de simples clients envers qui ils useront des habitudes adoptées, sans savoir s'ils appartiennent ou non à une Société de Secours mutuels ;

2° D'adresser à chacun des Membres de notre Association une circulaire dans laquelle il sera invité à donner son adhésion écrite à cette manière de faire, et à s'engager d'honneur à s'y conformer.

Cette lecture terminée et après délibération, les propositions qui la terminent sont mises aux voix. La première est adoptée et l'Assemblée émet le vœu qu'à l'avenir aucun médecin ne consente à aucun arrangement avec les Sociétés de Secours mutuels, et que chacun reste dans le droit commun.

La deuxième proposition est renvoyée à une nouvelle délibération lors de la prochaine Assemblée générale.

L'Assemblée vote l'insertion du travail de M. Surmay dans le prochain Bulletin, et dit qu'il sera adressé à toutes les Associations locales afin que chacune d'elles puisse en prendre connaissance.

A chacun des exemplaires adressés aux Membres de l'Association de Saint-Quentin, il sera joint une lettre invitant le Sociétaire à prendre connaissance du travail sur les *Rapports entre Médecins et Sociétés de Secours mutuels* qui y est inséré, afin que chacun puisse apporter dans la discussion ultérieure le fruit de ses réflexions.

Après la lecture de M. Surmay et les résolutions prises par l'Assemblée relativement à son impression, M. Blin propose de rendre compte de l'opinion émise par la Commission administrative relativement à la question des rapports des médecins de Saint-Quentin avec la Société de Secours mutuels de Saint-François-Xavier.

L'Assemblée décide que cette question devra être résolue par les médecins de Saint-Quentin seuls et qu'un rapport sera présenté à l'Assemblée prochaine sur les démarches qui auront été faites et sur les résultats obtenus.

Il est ensuite décidé qu'un banquet aura lieu lors de la prochaine Assemblée générale.

———

Post scriptum. — Après la séance, le docteur SURMAY a adressé à M. le Secrétaire général la note suivante :

Dans le cas où la prochaine Assemblée générale n'adopterait pas la deuxième proposition qui termine son travail, M. SURMAY a l'intention de soumettre à ses délibérations les résolutions suivantes :

« Dans le but d'arriver progressivement à la suppression complète des arrangements entre médecins et Sociétés de Secours mutuels, l'Association adopte les règles suivantes :

1° Aussi longtemps que la bonne entente se maintiendra entre les médecins et les Sociétés de Secours mutuels, respecter les arrangements existants pourvu, toutefois, que les honoraires attribués aux médecins représentent une moyenne minima de 2 fr. par visite, tout compris, ou ne s'en éloignent qu'aussi peu que possible et ne descendent pas au-dessous de 1 fr. 50.

2° Dans le cas où les honoraires médicaux n'atteindraient pas ce chiffre, exiger qu'ils y soient portés, et, si la Société mutuelle s'y refuse, rompre irrévocablement tout arrangement avec elle ; .

3° Si une Société de Secours mutuels admet parmi ses associés une ou plusieurs personnes notoirement en état de payer intégralement les honoraires du médecin, exiger immédiatement la radiation de ces personnes et, si la Société s'y refuse, rompre irrévocablement tout arrangemement avec elle ;

4° Toutefois, dans les cas prévus par les articles 2 et 3 qui précèdent, le conflit devra être porté devant la Commission administrative de l'Association qui en délibérera, et la résolution ne sera prise que conformément à son avis ;

5° En dehors des arrangements existants et conformes aux conditions sus-énoncées, il n'en sera contracté aucun nouveau avec aucune Société de Secours mutuels, qu'il s'agisse d'une Société ancienne ou d'une Société nouvellement constituée.

Si l'Assemblée accepte ces résolutions, M. Surmay proposera à l'Association d'ajouter à ses statuts l'article suivant :

Les Membres de l'Association s'interdisent de consentir à aucun arrangement avec les Sociétés de Secours mutuels, sous peine d'exclusion.

« Cet article ne peut avoir d'effet rétroactif, c'est-à-dire, qu'il ne concerne pas les arrangements existant antérieurement à son adoption. Pour ceux-ci, l'Association ne peut que recommander instamment à ses Membres de se conformer aux règles fixées dans l'Assemblée générale. Mais il est bien entendu que ces arrangements demeurent exclusivement personnels et doivent s'éteindre avec le service ou la vie des médecins qui les ont contractés; ils ne peuvent être repris, en aucun cas, par un Membre de l'Association. »

MÉDECINS & SOCIÉTÉS DE SECOURS MUTUELS

APPENDICE

A LA

Lecture faite à l'Assemblée Générale de l'Association Médicale de Saint-Quentin, le 27 Septembre 1880

Par le Dr SURMAY (de Ham)

Vice-Président de l'Association Médicale de Saint-Quentin

———

Depuis la lecture que j'ai eu l'honneur de faire à l'Assemblée générale de l'Association médicale de Saint-Quentin, sur les rapports entre médecins et Sociétés de Secours mutuels, ce sujet qui, selon moi, est d'une importance capitale pour la dignité et les intérêts du Corps médical, n'a cessé d'occuper mes méditations.

Au moment où, conformément au vote de l'Assemblée générale d'avril 1881, à Paris, et à la circulaire de M. le Secrétaire Martineau, en date du 5 novembre 1881, les délibérations vont s'ouvrir sur le vœu émis par la Société locale de Saint-Quentin, je crois bien faire en soumettant à l'examen de mes confrères quelques observations nouvelles et le résultat de quelques informations que j'ai pu prendre à l'étranger, relativement au sujet en question.

I

En Belgique, la situation est la même qu'en France.

Mon mémoire qu'un journal de médecine belge, le *Scalpel*, m'a fait l'honneur de reproduire, a été l'objet d'un rapport dans l'Assemblée générale de la Fédération médicale belge du 28 septembre 1881. Les conclusions de ce rapport sont en faveur des idées que je défends. La question a été, comme chez nous, renvoyée à l'étude des Sociétés locales; une enquête se fait et donnera lieu à un rapport d'ensemble qui sera présenté à l'Assemblée générale de l'année prochaine.

En Allemagne, il y a ce qu'on appelle des *Caisses Médicales*. Ce sont des ouvriers du même métier, des employés, des professeurs, etc., qui se cotisent pour former et entretenir ces Caisses. Chaque Caisse médicale a son médecin qui reçoit un traitement annuel fixe. Ce traitement varie, mais il paraît qu'en général les médecins s'en montrent satisfaits. Les places de médecins de Caisses médicales sont très-recherchées, surtout par les débutants.

En Angleterre, le système qui paraît prévaloir, au moins dans les grandes villes telles que Londres, Manchester, etc., est celui de l'abonnement par tête avec unité de médecin pour chaque Société ou pour un groupe déterminé. Les prix d'abonnements paraissent suffisamment rémunérateurs et les médecins, en général, en sont satisfaits. Ainsi je vois dans les statuts de la « *Court of queen Victoria* », que l'abonnement est de un shelling par tête et par trimestre (environ 5 fr. par an), pour un groupe qui ne peut s'étendre au-delà de trois milles autour du bureau de la Société (près de cinq kilomètres). Le médecin doit fournir les attelles et bandages, les médicaments à l'exception des sangsues, et faire tout ce qu'il faut pour la guérison de la maladie ou de la blessure. Dans une autre « *The Alma Lodge* » l'abonnement est de un franc environ par tête et par trimestre dans les mêmes conditions de distance ; le médecin fournit les médicaments, mais, en cas de fractures de membres, il fait entrer le malade dans un hôpital.

Par l'unité de médecin, ce système se rapproche du précédent et, comme lui et à cause de cela, il peut se concilier avec l'intérêt et, jusqu'à un certain point, avec la dignité du médecin.

Toutefois je donne la préférence à l'indépendance absolue parce qu'elle ne crée pas de monopole, qu'elle respecte à la fois la liberté du malade et celle du médecin, et parce que, mieux que toute autre ou peut-être à l'exclusion de toute autre, elle se prête à l'établissement, entre malades et médecins, de ces liens d'intimité, de confiance et d'attachement qui, bien que trop souvent fragiles, sont pourtant si précieux dans l'exercice de notre art.

C'est à ce dernier parti que conduisent mes propositions.

A ces propositions j'ai prévu certaines objections : je me propose d'y répondre dans les paragraphes suivants :

II

On pourra tout d'abord m'opposer ceci :

Il n'est pas juste de dire que les Sociétés de Secours mutuels ne sont pas des Institutions de charité, mais des combinaisons économiques. En réalité, les Sociétés mutuelles participent des deux caractères puisqu'elles ont des Membres honoraires qui paient la cotisation sans prendre part aux secours. Les médecins peuvent donc, envers ces Sociétés, faire la charité à leur façon, comme les Membres honoraires à la leur.

On ne peut comparer la charité qu'on demande aux médecins, à celle que font les Membres honoraires. Le médecin, en donnant ses soins sans réserve en même temps qu'il réduit ses honoraires, donne infiniment plus que le Membre honoraire en payant sa cotisation, fût-il même administrateur. D'autre part, les Membres honoraires font, comme tout le monde, la charité en prenant sur leur superflu. Le médecin prend sur son nécessaire en réduisant le salaire de son travail. Les médecins qui ont du superflu peuvent venir en aide aux Sociétés mutuelles ; ils se font alors Membres honoraires, paient une cotisation, font des dons, etc. Ils peuvent faire la charité de toutes les façons excepté en réduisant ou en abandonnant systématiquement leurs honoraires, parce qu'alors ils nuisent à leurs confrères moins fortunés.

J'ai sous les yeux le compte-rendu de la *Société propagatrice de Secours mutuels de Caen et du Calvados* de 1869 à 1879, et j'y lis que trois Sociétaires ont abandonné en faveur du fonds de retraite l'indemnité à laquelle ils avaient droit par suite de maladie. Ce n'étaient sans doute pas des Sociétaires pauvres, à qui le médecin devait la charité. Pourtant dans les discours prononcés dans les Assemblées et les banquets de cette Société, les orateurs ont trouvé des éloges et des glorifications pour ces Sociétaires généreux, ainsi que pour les Membres honoraires, administrateurs, donateurs, etc.; mais pas un mot pour les médecins, dont le nom n'a pas même été prononcé.

Dans une brochure *(De la réforme des Sociétés de Secours Mutuels en faveur de la Famille,* par C. VALLÉE, 1880), je vois que des Sociétés de Secours mutuels peuvent donner aux deux époux une retraite de 360 fr. (page 11). Un peu plus loin (page 15), l'auteur avance que des Sociétés d'hommes « assurent une indemnité de quatre et cinq « francs par jour de maladie avec une perspective « de retraite de cinq à six cents francs. »

Ces résultats sont fort beaux, sans nul doute, et prouvent l'excellence de l'institution des Sociétés de Secours mutuels que personne ne conteste. Mais en vérité, je ne saurais les louer sans réserve, si l'on n'a pu les obtenir qu'au prix des sacrifices imposés aux médecins. Je n'hésite pas à affirmer qu'en pareil cas plus d'un médecin fait la charité à plus riche que lui.

Mais, s'il s'agit réellement de charité, pourquoi la demander seulement aux médecins? Le Sociétaire malade n'a-t-il pas, en outre des frais médicaux, à payer aussi son logement, sa nourriture, ses vêtements, son linge, son chauffage, etc. Pourquoi ne pas demander aussi des réductions au propriétaire, au boulanger, au boucher, en un mot à tous les fournisseurs, et même à l'Etat pour les impôts?

★★★

Dans le but de venir en aide aux ouvriers on a fondé des économats, des sociétés coopératives de consommation où ils trouvent à meilleur compte les choses nécessaires à la vie. Voit-on ces économats, ces sociétés coopératives, demander à leurs fournisseurs des tarifs réduits ?

III

Des confrères m'ont dit : Au lieu de nous détacher des Sociétés de Secours mutuels, ne vaudrait-il pas mieux, au contraire, essayer de nous y rattacher en obtenant d'elles des conditions meilleures et acceptables ?

L'expérience nous a suffisamment appris ce que nous devons attendre des Sociétés de Secours mutuels, et je crois avoir démontré par les calculs insérés dans mon premier mémoire, qu'aucune des combinaisons adoptées n'est avantageuse pour le médecin, que presque toutes, au contraire, le laissent en perte. Mais, supposons l'impossible. Admettons telle combinaison qui, par le prix convenu pour la visite, donnerait comme produit moyen de la clientèle d'une localité ou d'une circonscription, un chiffre égal à celui qui serait supputé par les procédés habituels qui tiennent compte de tout ce qui est en plus de la simple visite. Il est évident d'abord que, pour que tous les médecins y trouvassent leur compte, il faudrait que le travail fût également réparti entre tous ; (et je dirai, en passant, que c'est justement cela qui fait que le traitement annuel fixe d'un seul médecin, peut être accepté sans nuire à nos intérêts) ; autrement il pourrait y avoir, et dans d'assez grandes proportions,

bénéfice pour les uns et perte pour les autres.
Admettons encore que tous soient également heureux; qu'auront-ils gagné en réalité? Seulement le
recouvrement plus facile des honoraires. Mais, en
échange, ils auront perdu leur indépendance, car du
moment que le médecin a consenti à un tel arrangement, il s'est mis à la discrétion des Sociétaires. De
plus, ils auront éteint dans l'esprit du Sociétaire, du
public ensuite, la notion de l'importance extrème-
ment variable de l'intervention médicale. Malades,
maladies, médecins, soins de toute nature, opérations, etc., c'est le même prix pour tout, comme
chez le petit étalagiste; les soins et ceux qui les
donnent, tout est au même niveau et ce niveau est
abaissé; la considération, et — je dirai le mot — le
prestige du médecin qui importe tant à son autorité,
par suite, la confiance du malade, sont fortement
ébranlés, sinon ruinés. Il n'y a pas compensation.

Si c'est l'abonnement à tant par tête avec libre
choix du médecin par le malade qui est la base de
la combinaison, qu'arrive t-il ? A la fin de l'année,
chaque Sociétaire désigne le médecin dont il fait
choix pour l'année suivante. Voilà donc le médecin
loué pour une année. Au bout de l'année le Sociétaire le reloue ou le rejette, selon son bon plaisir.
Quant au médecin, il ne choisit pas, il s'offre et il
attend. C'est vraiment trop d'humilité.

Et notez qu'ici, comme dans le cas précédent, il
faudra encore que le médecin, pour se tenir en équi-
libre, recueille un nombre suffisant d'abonnements.

Le meilleur arrangement, fût-il pécuniairement
plus avantageux que l'indépendance absolue, ne

devrait pas être préféré à cette indépendance,
parce que seule l'indépendance sauvegarde entièrement la dignité médicale, et que, ne fût-ce
qu'au point de vue utilitaire, la dignité médicale
doit rester entière. Ce n'est qu'à la condition d'être
digne et considérée, que la médecine peut faire tout
le bien qui est son objet.

IV

A l'énoncé de mes propositions, tout le monde
m'a répondu tout d'abord : vos idées sont excel-
lentes, mais la mise en pratique en est bien difficile, d'aucuns même ajoutent impossible, et la raison
de cela, c'est qu'il faudrait une entente complète
entre tous les médecins, et que cette entente n'existe
pas et n'existera jamais.

Si cette entente est si désirable et doit être si avantageuse, comme tout le monde le proclame, pourquoi
donc ne se ferait-elle pas? Pourquoi ne l'obtiendrait-
on pas d'abord des médecins réunis en Association?
Est-ce parce que les médecins associés redoutent la
concurrence de ceux qui ne le sont pas? Mais, si
les médecins associés formaient une ligue dont le
but et le résultat certains seraient l'amélioration des
honoraires et le rehaussement de la profession, que
gagneraient donc les non-associés à rester en
dehors? N'auraient-ils pas, au contraire, tout à
gagner à y entrer? Pourquoi, jusqu'à présent, la
moitié seulement des médecins français compose-t-
elle l'Association? Ne serait-ce pas parce que jusqu'ici cette Association n'a voulu être qu'une
Société de Secours mutuels et non une union
intime, je dirai même une coalition solidaire et

forte pour la défense de tous les intérêts de la profession ? Nous sommes rassemblés, mais nous ne sommes pas unis. Que l'Association montre par l'entente que je demande, par la ligue dont je souhaite la formation, qu'elle est vraiment cette union intime, solidaire, décidée, qu'elle démontre ainsi sa force et elle ne rencontrera plus ni indifférents ni dissidents. Elle embrassera bientôt l'universalité des médecins, et c'est alors que sa puissance frappera les yeux de tous et qu'on comprendra qu'il faut compter avec elle. Alors les médecins ne seront plus des individus qui, en plus ou moins grand nombre, se sont cotisés pour se secourir dans les mauvais jours ; ils formeront un corps et il ne dépendra que d'eux-mêmes, que ce corps soit digne, fort et respecté.

Ce n'est pas là une perspective chimérique. Nous pourrions en retrouver la réalisation dans l'histoire de notre profession. Mais nous en avons sous les yeux des exemples vivants, dans la corporation des avocats, dans celles des avoués, des notaires, etc.

Que les Membres de l'Association commencent donc par s'entendre et s'unir ; tous les autres viendront à eux.

V

Dans les centres industriels où se trouve un grand nombre d'ouvriers nomades, les arrangements avec les Sociétés de Secours mutuels peuvent être avantageux.

Cette objection aurait une certaine valeur, si les nomades formaient la majorité du personnel des

Sociétés de Secours mutuels, mais il me paraît certain qu'il n'y comptent que pour une faible minorité. S'il en est ainsi, la conduite du médecin à l'égard des Sociétés, là comme ailleurs, ne doit pas différer de celle que j'ai conseillé d'adopter.

Ou la caisse de la Société mutuelle paiera le médecin indépendant comme elle payait le médecin attaché, ou le médecin devra s'adresser à l'ouvrier. Supposons qu'on l'oblige à s'adresser à l'ouvrier. Si l'ouvrier Sociétaire ne paie pas, le médecin refuse de le soigner à l'avenir. Si c'est un nomade qu'on ne doive plus retrouver, et si ce cas se répète trop souvent, le médecin déclare qu'il ne consentira à soigner les ouvriers sociétaires que si les patrons qui les emploient ou les Sociétés mutuelles auxquelles ils appartiennent s'engagent à payer les frais médicaux. Comme les patrons ont besoin de leurs ouvriers, comme les Sociétés tiendront à ce que leurs Membres soient soignés, comme les Sociétaires eux-mêmes sauront à quelle condition ils recevront les soins du médecin, patrons, sociétés et sociétaires se soumettront, et les caisses des sociétés recommenceront à payer les honoraires des médecins. Dans ce cas, le médecin n'aura qu'à produire son mémoire et à le donner détaillé si on l'exige, ce qui est dans le droit de tout le monde.

VI

Dans le but d'arriver progressivement à la suppression complète des arrangements entre médecins et Sociétés de Secours mutuels, j'ai proposé à l'Association de Saint-Quentin plusieurs résolutions dont voici la principale · « En dehors des arrange-

» ments existants....., il n'en sera contracté aucun
» nouveau avec aucune Société de Secours mutuels,
» qu'il s'agisse d'une Société ancienne ou d'une
» Société nouvellement constituée..... Il est bien
» entendu que ces arrangements existants demeu-
» rent exclusivement personnels et doivent s'étein-
» dre avec le service ou la vie des médecins qui les
» ont contractés ; ils ne peuvent, en aucun cas, être
» repris par un Membre de l'Association (1). »

On peut objecter à cette disposition qu'elle est
tout en faveur des médecins en possession de ces
arrangements pour qui elle crée un monopole. Elle
porte donc préjudice à ceux qui, pour quelque raison que ce soit, sont restés en dehors de ces arrangements et en seront exclus à jamais, et aux nouveaux arrivés qui n'y pourront prétendre alors que,
dans leurs débuts, ils y pourraient trouver quelque
profit.

Ces allégations sont vraies, mais j'espère démontrer qu'elles n'ont pas la portée qu'elles paraissent
avoir.

Les Membres des Sociétés mutuelles tiennent
beaucoup au libre choix du médecin. Il arrivera
donc certainement qu'ils s'adresseront à des médecins qui ne seront pas attachés aux Sociétés. Ces
médecins réclameront de leurs clients des honoraires qui ne seront pas ceux du tarif adopté par les
Sociétés, et, s'il y a lieu, les clients fourniront le

_____

(1) « A cette formule on pourrait substituer celle-ci qui serait peut-être plus
» facilement acceptée et qui conduirait au même résultat : « En dehors des
» arrangements existants, il n'en sera contracté aucun nouveau avec aucune
» Société de Secours mutuels, qu'il s'agisse d'une Société ancienne ou d'une
» Société nouvellement constituée. »

« Dans le cas où, pour une raison ou pour une autre, les arrangements
» existants viendraient à prendre fin, il n'en sera pas consenti d'autres. Les
» médecins reprendront leur liberté entière, et les choses rentreront simple-
» ment dans le droit commun de part et d'autre. »

complément de leur bourse ; ce que voyant, les médecins des Sociétés mutuelles, s'en détacheront pour jouir de la même liberté et des mêmes avantages que leurs confrères. Entre Membres d'une même Association, il ne me paraît pas probable que les uns, — et ce seraient les plus anciens, — consentent à réaliser un monopole à leur profit et à l'exclusion des nouveaux. D'ailleurs, les avantages que procure la qualité de médecin d'une Société de Secours mutuels, si jamais ils existent, ne sont pas tels qu'on y soit fort attaché, et, du moment qu'on sera assuré que le poste abandonné ne sera pas repris par un autre, on n'aura guère de raisons de s'y tenir et les occasions ne manqueront pas de s'en retirer. C'est ainsi que, peu à peu, Sociétés, Sociétaires et Médecins, quitteront les anciens errements et laisseront les lisières pour se mouvoir en toute liberté et à la satisfaction de tous. Au surplus, dans les localités où l'on croira préférable de rompre de suite avec les Sociétés mutuelles, il suffira de s'entendre pour le faire.

VII

La conclusion de tout ce qui précède est que le médecin ne doit rien sacrifier de son indépendance, et de sa dignité s'il veut tirer de sa profession, noble entre toutes, d'abord tout le bien qu'elle peut faire, et ensuite tout le profit qu'il est en droit d'en attendre.

La mutualité est une si excellente chose qu'il est certain qu'elle se développera et s'étendra de plus en plus. Les Sociétés de Secours mutuels, en particulier, ne sont encore qu'à leur début. Elles se multiplieront et atteindront des classes qui jusqu'ici sont restées en dehors d'elles. Il faut s'y attendre. Si l'on tentait de s'y opposer, la résistance serait vaine. Il faut seulement veiller à ce que les institutions de solidarité ne se basent pas sur l'oppression, mais sur le respect des intérêts légitimes. Au regard de notre profession, il est de la plus grande urgence que le Corps médical se maintienne ferme vis-à-vis des Sociétés de Secours mutuels, et qu'il ne consente à rien qui puisse conduire à l'amoindrissement de sa considération ou à l'abaissement de ses honoraires.

Au moment où j'écris ces lignes, je reçois une circulaire qui arrive on ne peut plus à propos pour justifier mes conclusions. Cette pièce est trop importante pour qu'il suffise de la mentionner. La voici dans son texte entier :

« Monsieur le Docteur,

» Il se forme en ce moment, à Paris, au capital
» de quatre millions de francs, une Société anonyme
» qui, sous le nom de *l'Assurance médicale*, aspire
» à créer dans toute la France, une vaste Associa-
» tion aussi utile à MM. les Médecins qu'à leur
» clientèle.

» La Compagnie *l'Assurance médicale* a pour
» objet de garantir, moyennant une prime fixe
» annuelle, les soins médicaux à ses assurés et de
» payer elle-même directement aux médecins, au
» prix ordinaire de leurs visites, les honoraires qui
» leur sont dus.

» Si rien n'est changé aux habitudes de la clien-
» tèle, qui a toujours le droit de choisir le médecin
» qui lui convient, celui-ci trouvera dans l'appli-

» cation de notre combinaison, un avantage con-
» sidérable, puisqu'elle l'affranchira des pertes de
» temps et d'argent auxquelles l'assujettissent les
» démarches qu'il est souvent obligé de faire pour
» le recouvrement de ses honoraires.

» Nous appelons votre attention sur le but que
» nous poursuivons, espérant obtenir du Corps
» médical, que la question intéresse si directement,
» son adhésion, son concours effectif et aussi ses
» conseils.

» *L'Assurance médicale*, sauf les études néces-
» sitées pour l'établissement de tarifs précis, n'est
» que l'application, par le moyen de l'assurance
» à prime fixe, des principes de solidarité qui ré-
» gissent les Sociétés de Secours mutuels.

» Dans ces utiles institutions, les avantages dont
» profitent les adhérents sont dus au désintéresse-
» ment quasi-absolu des docteurs, et à la participa-
» tion généreuse des Membres honoraires, ce qui
» donne à l'Association un caractère de bienfaisance
» et de charité.

« Dans l'*Assurance médicale*, rien ne peut bles-
» ser la dignité des assurés puisqu'il y a un contrat
» librement consenti qui fixe à l'avance le droit et
» les obligations des parties. »

« En ce qui concerne la partie pratique et finan-
» cière, nos tarifs sont établis pour donner pleine
» satisfaction aux assurés, tout en laissant à la
» Compagnie des bénéfices très-rémunérateurs. »

« Si nous devons vous inscrire comme adhérent
» au principe d'assurance que nous créons, nous
» vous serions reconnaissant, Monsieur le docteur,

» de vouloir bien nous dire, quel est le prix de
» vos visites. »

« L'*Assurance pharmaceutique*, se liant étroi-
» tement avec l'*Assurance médicale*, sera égale-
» ment comprise dans nos opérations, dès que les
» études auxquelles nous nous livrons à ce sujet,
» nous auront permis d'établir le taux de la prime
» à demander à l'assuré. »

» Veuillez agréer, etc. »

Suit le questionnaire que voici :

« 1. Parmi vos clients, quelle est la proportion
» des malades sur les bien portants? »

« 2. Quelle est la moyenne des jours de mala-
» die? »

« 3. Combien de visites pour une maladie de
» 20 jours? »

« 4. Combien de visites pour :

» A. Un homme célibataire?

» B. Une femme célibataire?

» C. Un ménage de deux personnes?

» D. Une famille trois membres?

» E.　　　　»　　cinq　　　»

» F.　　　　»　　cinq à huit membres?

« 5. Quel est le prix ordinaire de vos visites?

« 6. Quel est le prix ordinaire de l'accouchement?
« 7. Observations générales. »

Comme on le voit, c'est la mutualité en matière
de secours médicaux, étendue à la société tout
entière. J'aperçois très-bien le concours précieux

pour la compagnie et les assurés, que le médecin peut apporter dans cette affaire. Mais je vois très-clairement aussi qu'une fois de plus il sera dupe s'il le fait. S'il met seulement le bout du petit doigt dans cet engrenage, il y passera et sera broyé tout entier. Contestations, expertises, oppositions de tarifs et finalement jugement et défaite, voilà ce qui l'attend au règlement de chacune de ses notes. Je veux espérer qu'aucun de nous n'aura la candeur de répondre à ces sollicitations intéressées. Vis-à-vis de l'*Assurance médicale* comme vis-à-vis des Sociétés de Secours mutuels, le Corps médical n'a, selon moi, qu'une attitude à prendre, celle de faire comme si elles n'existaient pas.

Ouvrirons-nous enfin les yeux et reconnaîtrons-nous que toutes les fois qu'on loue notre désintéressement, c'est qu'on s'apprête à nous dépouiller ? Pour nous, comme pour tout le monde, la vie est un combat ; si nous ne voulons nous résigner à être vaincus, il nous faut être forts, et pour être forts, il nous faut être unis. L'union, la solidarité, voilà le salut.

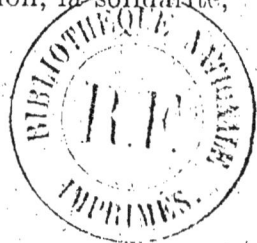

www.ingramcontent.com/pod-product-compliance
Lightning Source LLC
Chambersburg PA
CBHW071011280326
41934CB00009B/2258